DU

DOUBLE SOUFFLE

INTERMITTENT CRURAL

EN DEHORS DE L'INSUFFISANCE AORTIQUE

et particulièrement dans l'athérome artériel

PAR

Le Dr J.-Urbain TÊTE

Ex-Interne à l'Hôpital Saint-Joseph, de Lyon.

———

LYON

A. REY, IMPRIMEUR DE LA FACULTÉ DE MÉDECINE

4, RUE GENTIL, 4

—

1897

DU

DOUBLE SOUFFLE

INTERMITTENT CRURAL

EN DEHORS DE L'INSUFFISANCE AORTIQUE

et particulièrement dans l'athérome artériel

DU
DOUBLE SOUFFLE
INTERMITTENT CRURAL
EN DEHORS DE L'INSUFFISANCE AORTIQUE

et particulièrement dans l'athérome artériel

PAR

Le Dr J.-Urbain TÊTE

Ex-Interne à l'Hôpital Saint-Joseph, de Lyon.

LYON

A. REY, IMPRIMEUR DE LA FACULTÉ DE MÉDECINE

4, RUE GENTIL, 4

1897

INTRODUCTION

Après plusieurs auteurs, nous avons constaté le double souffle intermittent crural chez nombre de malades ne présentant aucune affection cardiaque.

C'est à la suite de ces observations que nous nous sommes proposé d'approfondir ce point important de séméiologie des vaisseaux et d'en faire l'objet d'une étude spéciale.

M. le professeur Raymond Tripier nous a suggéré la première idée de ce travail et a bien voulu nous prêter l'appui précieux de sa longue expérience.

Qu'il nous soit permis d'adresser à ce maître éminent l'hommage de notre profonde gratitude pour cette marque d'estime et pour toute la bienveillance qu'il nous a témoignée au cours de nos études médicales.

Nous devons aussi un souvenir de respectueux attachement à nos maîtres de l'Hôpital Saint-Joseph : M. le Dr Gouilloud, chirurgien en chef, et M. le Dr Rafin, chirurgien-adjoint, dont nous sommes fier d'avoir été l'interne pendant deux semestres successifs et qui ne nous ont jamais épargné leurs excellents conseils.

Que M. le Dr Chabalier, médecin-adjoint, veuille bien agréer notre souvenir le plus affectueux pour l'obligeance qu'il nous a toujours témoignée durant notre internat.

Nous n'aurons garde, surtout, d'oublier le profit que nous avons retiré pour notre éducation médicale des précieuses leçons cliniques de M. le Dr Clément, ex-médecin-major de l'Hôtel-Dieu, médecin en chef de l'Hôpital Saint-Joseph.

Nous avons été heureux, après avoir rempli près de lui les fonctions d'externe à l'Hôtel-Dieu, d'être pendant un an, à l'Hôpital Saint-Joseph, l'interne de ce chef dévoué à qui nous offrons l'expression de notre plus vive reconnaissance.

DU

DOUBLE SOUFFLE

INTERMITTENT CRURAL

EN DEHORS DE L'INSUFFISANCE AORTIQUE

et particulièrement dans l'athérome artériel

CHAPITRE PREMIER

**Des différentes maladies où l'on a observé
le double souffle intermittent crural.**

Duroziez qui, le premier, a étudié le double souffle crural, fait remarquer que ce symptôme existe dans plusieurs cas d'insuffisance aortique.

Il attribue la première partie de ce souffle à la vibration de l'ondée sanguine et à la pression du stéthoscope. Quant à la deuxième, elle serait produite, d'après lui, par le reflux d'une ondée rétrograde dirigée vers l'atore où la pression s'abaisse brusquement par suite de l'inocclusion des valvules.

Bientôt après, il le signale dans l'anévrysme de l'aorte et la dilatation aortique où l'explication qu'il en donne est de tous points semblable à la précédente, puis dans l'athérome artériel et dans un certain nombre d'autres maladies telles que la chlorose, le rhumatisme articulaire aigu, la fièvre typhoïde, l'intoxication saturnine et diverses autres pyrexies infectieuses.

« Ce souffle à double courant, dit-il, se distingue cependant de celui qu'on observe dans l'insuffisance des sigmoïdes de l'aorte, parce qu'il ne dure que quelques jours, qu'il est susceptible de guérir et qu'en diminuant la pression, on a facilement un bruit continu que l'on ne peut obtenir dans l'insuffisance aortique. »

D'après cet auteur, les souffles vasculaires de l'intoxi-cation saturnine qu'il a le plus souvent et le plus particu-lièrement observés paraissent être tantôt chlorotiques, tantôt organiques ou *vice versa*, selon que la maladie va en s'aggravant ou marche vers la guérison.

Pour lui, le plomb attaque les tissus, le cœur, le système vasculaire, et ces lésions peuvent se manifester par une altération de la membrane interne de l'aorte et une dilata-tion du cœur rappelant jusqu'à un certain point cet état organique que l'on trouve dans l'alcoolisme.

L'influence du plomb sur la tunique artérielle est géné-ralement, reconnue il est vrai ; mais, indépendamment de la difficulté que Duroziez semble éprouver, quand il s'agit de fixer la nature des bruits artériels que l'on en-tend dans ce cadre de maladies sans insuffisance aortique, outre la confusion, le mélange de bruits chlorotiques et organiques qu'il retrouve à chaque instant, l'auteur n'a pas retiré de ses nombreuses autopsies les conclusions que ses remarques semblaient faire prévoir.

Dans plusieurs des cas de saturnisme où il avait perçu le double souffle crural, il n'y a, en effet, ni diminution de la contractilité artérielle, i épaississement notable des parois.

De plus, nombre de ces malades étaient soit âgés de soixante ans au moins, soit atteints de lésions rénales et n'avaient présenté pendant la vie aucun souffle à l'auscultation du cœur.

Dans chacun de ces cas, l'auteur signale un pouls ample et développé, un tracé sphygmographique élevé, comme dans l'insuffisance aortique, ce qui concorderait bien avec l'hypertrophie ventriculaire gauche trouvée à chaque autopsie.

Enfin, il reconnaît lui-même que les lésions artérielles et principalement l'artério-sclérose sont pour beaucoup dans la formation du double souffle crural observé dans l'intoxication chronique par le plomb.

Il semble donc que plusieurs des malades observés par Duroziez étaient soit atteints de lésions cardio-vasculaires, soit des athéromateux, et nous verrons plus loin combien le double souffle crural est fréquent dans ce dernier cas.

Pour les autres cas, nous sommes en droit de nous demander si le prétendu souffle artériel n'était pas simplement un souffle veineux et si la même erreur n'a pas été commise par tous les auteurs qui, à la suite de Duroziez, ont localisé dans l'artère les bruits fémoraux observés dans ces différentes maladies.

MM. Tripier et Devic, qui ont fait sur ce point de nombreuses recherches, prétendent en effet qu'il s'agit là d'un souffle se passant dans la veine fémorale.

Comme Duroziez, ces auteurs ont remarqué qu'il disparaît quand l'état général des malades s'améliore et qu'on ne le retrouve plus chez les chlorotiques et les saturnins une fois guéris, tandis qu'il persiste tant que le cœur

n'a pas faibli, dans l'insuffisance aortique et dans l'athérome artériel.

Si on analyse les caractères de ce bruit vasculaire, on
les trouve d'ailleurs différents de ceux que l'on reconnaît
généralement à la deuxième partie du souffle fémoral.

Il semble moins bref, surtout plus sourd et de tonalité
plus basse ; il est généralement moins facile à percevoir.

Il revêt l'allure d'un bruit continu à renforcement systolique, d'un souffle veineux exagéré d'une façon périodi-
que par le souffle intermittent artériel.

On peut le trouver indépendamment du bruit artériel
en exerçant une compression très légère sur les vaisseaux ;
si l'on appuie trop, il disparaît et on n'entend alors que le
souffle systolique de l'artère.

Il semble donc résulter, d'après MM. Tripier et Devic,
de la compression concomitante de la veine fémorale ou
mieux de sa décompression comme il est facile de l'observer en décomprimant d'une manière progressive les
vaisseaux du pli de l'aine.

Il sera par conséquent facile, au moment de l'auscultation, d'éviter cette cause d'erreur en comprimant
graduellement l'artère fémorale, car alors le deuxième
souffle veineux se produit plus difficilement.

Pour nous, il nous a été permis d'examiner un nombre
assez considérable de typhiques et de saturnins ; chez ces
derniers surtout, il nous est arrivé fréquemment d'observer
à l'auscultation des vaisseaux fémoraux, un souffle qui,
par ses caractères et son mode de production, nous a
également paru avoir son origine dans la veine crurale.

Ces caractères particuliers nous ont toujours paru en
tous points semblables à ceux des souffles que l'on observe

souvent à l'auscültation des jugulaires chez les chlorotiques.

C'est précisément cette différence remarquée déjà par
Duroziez lui-même, dans les caractères des souffles observés, et le résultat peu positif de ces autopsies qui, à la suite
de MM. Tripier et Devic, nous font reconnaître à ce
phénomène une origine veineuse.

Quant au vrai souffle artériel, nous ne l'avons réellement trouvé que dans certains cas, soit d'insuffisance
aortique, soit d'athérome artériel sans lésion valvulaire.

CHAPITRE II

Des conditions favorables à l'existence du signe de Duroziez.

Voyons maintenant les conditions où les auteurs ont observé le double souffle fémoral, et quelles sont les circonstances nécessaires à son apparition.

Duroziez fait remarquer que ce symptôme peut manquer, même dans l'insuffisance aortique, lorsque le cœur est faible.

Voici précisément l'observation intéressante d'un malade atteint d'insuffisance aortique et chez lequel le double souffle que l'on percevait d'ordinaire avec la plus grande facilité disparut, en effet, à un moment où le cœur avait faibli, pour reparaître ensuite lorsque l'action des médicaments lui eût rendu son énergie primitive :

OBSERVATION I (personnelle).

J. B..., 70 ans, cocher.

Le malade, qui est alcoolique, est atteint d'insuffisance aortique.

Le cœur est volumineux, la pointe bat dans le sixième

espace en dehors du mamelon ; souffle diastolique très net, surtout à la base, à droite du sternum.

Souffle de Duroziez.

Après un mois de traitement qui avait amené une grande amélioration dans son état, le malade accuse de la dyspnée, un peu d'œdème malléolaire. Le cœur s'affaiblit, le pouls est moins fort, plus rapide et présente quelques irrégularités.

L'albumine est plus abondante dans les urines qui diminuent de quantité.

Le souffle diastolique au cœur existe toujours nettement, mais il est impossible d'obtenir le double souffle de la fémorale.

On ordonne de nouveau le régime lacté absolu, le vin de Trousseau et des injections de caféine.

Au bout de trois jours, amélioration évidente.

Le pouls se relève, il est plus régulier et on perçoit à nouveau le double souffle de Duroziez.

MM. Tripier et Devic citent un cas à peu près analogue comme conclusion, dans le *Traité de pathologie générale de Bouchard*.

Il s'agit d'un malade où l'absence de souffle diastolique au cœur était manifeste, et où l'on avait trouvé le double souffle sans aucune lésion aortique, comme le prouva l'autopsie.

Pendant la vie, ce souffle avait disparu à un moment où la fièvre avait été calmée et où le cœur s'était affaibli.

Enfin, nous publions, à la fin de ce travail, une observation tout à fait semblable à cette dernière.

Il est probable, si le cœur se contracte énergiquement,

soit dans l'insuffisance aortique, soit dans l'athérome artériel, qu'il doive vaincre la résistance exagérée de la tension périphérique.

S'il cède dans cette lutte, ou si, comme on le voit au moment de la mort, il se produit un abaissement de cette tension à la périphérie, le cœur n'a plus besoin de la même force d'impulsion : il s'affaiblit, et, dès lors, il n'est plus étonnant de ne plus retrouver aussi bien le phéno-mène du double souffle puisque les conditions qui sem-blent le mieux le réaliser sont un cœur vigoureux, un pouls large et plein.

Matterstock, dans la *Revue des sciences médicales*, 1879, cite vingt-huit observations de vieillards athéro-mateux avec double souffle crural sans lésion cardiaque d'aucun genre.

« Une quantité suffisante de sang, projetée avec force dans des vaisseaux ayant conservé leur contractilité, telles sont, pour lui, les conditions nécessaires à laproduction de ce souffle que l'on obtient alors facilement avec une pres-sion convenablement exercée sur l'artère.

Il ajoute que ce bruit est un phénomène artificiel, non lié à une altération vasculaire et que, même pour l'insuffi-sance aortique, l'examen des artères ne donne aucun signe pathognomonique.

Citons aussi les recherches de Litten (*Berliner Kli-nische*, 1874), qui a observé des cas de double souffle avec intégrité des valvules aortiques et a toujours constaté que le pouls était rapide, surtout bondissant, et le ventricule gauche considérablement hypertrophié.

Comme plusieurs auteurs, il remarque que ce phéno-mène s'accentue quand apparaît un état fébrile.

— 15 —

Potain et Rendu *(Dictionnaire Dechambre* en 100
volumes), Toussaint et Colrat, puis l'élève de ce dernier,
M. Fohanno, signalent également de nombreux cas
analogues et toujours avec une forte impulsion du
cœur.

D'après M. Colrat, on trouve ce signe chez un très grand
nombre de vieillards. Il nous a fait observer qu'on pouvait être certain de le rencontrer toutes les fois que, en
plaçant la main sur le cœur, ou mieux sur l'artère fémorale,
on obtient un soulèvement énergique.

MM. Tripier et Devic, dans l'ouvrage cité plus haut,
font remarquer que ce signe existe toujours, avec une
ascension élevée du tracé sphygmographique, toujours
avec un pouls bondissant, jamais avec un cœur faible.
Enfin, dans une thèse récente, Paris 1897, Girard observe
que, dans l'insuffisance aortique, le double souffle crural
acquiert son maximum d'intensité quand le cœur bat énergiquement et que les artères réagissent puissamment,
tandis qu'il disparaît quand la poussée ventriculaire est
insuffisante. Pour lui, hors de l'insuffisance aortique, ce
symptôme traduit toujours une impulsion cardiaque très
vigoureuse. Il conclut d'ailleurs en disant qu'au cours de
l'intoxication saturnine, il est assez fréquent de voir apparaître l'insuffisance des valvules aortiques.

Les deux observations qui lui sont personnelles ont trait
à des malades non atteints d'insuffisance aortique, mais
dont l'un est nettement athéromateux, l'autre un vieillard
présentant une aortite chronique. Les autres observations
sont extraites de celles de Duroziez : nous en avons donné
déjà la critique dans le premier chapitre.

Pour notre part, nous avons pu observer fréquemment

le souffle de Duroziez, soit dans l'athérome artériel, soit dans l'insuffisance aortique.

Comme pour tous les auteurs que nous venons de signaler, il nous a paru évident que ce signe concordait toujours avec une énergique contraction des vaisseaux.

Les observations publiées à la fin de cette thèse et qui contiennent toujours en regard le tracé sphygmographique, semblent nettement donner raison à cette remarque.

CHAPITRE III

Des diverses théories du double souffle.

Arrivons maintenant à l'explication du double souffle
crural et passons en revue les différentes théories qui en
ont été données.

Le premier souffle n'a rien de pathologique ; il est dû à
la vibration de l'ondée sanguine lancée par le cœur et à la
pression du stéthoscope ; on peut le percevoir dans toute
artère normale, chez les sujets sains, sauf qu'il est plus
intense et plus facile à produire dans l'insuffisance aortique.

Quant à la deuxième partie du souffle, on en a donné
les explications les plus diverses.

Duroziez, croyant que le reflux du sang dans le ventricule gauche pouvait produire une onde, en retour,
capable de se continuer jusque dans les artères, l'attribuait
au reflux en arrière de la colonne sanguine.

Cétte théorie qui fut longtemps en honneur, et qui
découlait tout naturellement de l'inocclusion des valvules
sigmoïdes, fut définitivement infirmée par les expériences
de Toussaint et de Colrat. Ces auteurs, expérimentant sur
le cheval et appliquant un hémodromomètre sur la caro-
tide, ont reconnu que les ondes successives qui se pro-
duisent dans ce vaisseau, à l'état normal, étaient toutes
progressives et qu'elles donnaient lieu à un bruit de

souffle toutes les fois que la progression du sang y attei-
gnait une certaine vitesse. En sorte qu'on peut entendre
plusieurs souffles successifs sans que jamais il y ait retour
de la colonne sanguine en arrière.

De plus, ayant produit chez l'animal en expérience une
large insuffisance aortique par la rupture des sigmoïdes,
ils ont constaté que les phénomènes restaient les mêmes et
que jamais il ne se produisait de reflux.

C'est alors que Potain et Rendu voulurent voir dans la
manifestation d'ondes secondaires, analogues au dicrotisme, l'origine du deuxième souffle fémoral.

Marey, en effet, a montré que toutes les fois qu'un
liquide pénètre rapidement dans un tube élastique, il se
produit une série d'ondes secondaires dont l'amplitude
est proportionnelle à la quantité de liquide qui a été intro-
duite dans le tube et aussi à la brusquerie de cette péné-
tration. C'est à cette opinion que se range Girard (thèse
Paris, 1897, *loc. cit.*), qui attribue le double souffle à
une double ondée centrifuge.

Il nous semble difficile de l'expliquer de la sorte,
puisqu'il manque dans les maladies où le dicrotisme est
le plus accentué.

C'est ainsi que nous n'avons jamais pu l'obtenir dans le
rhumatisme articulaire aigu, ni dans quinze cas de fièvre
typhoïde, alors même que le tracé sphygmographique
indiquait un dicrotisme évident.

De plus, pourquoi le trouverait-on dans l'insuffisance
aortique sans qu'il y ait de dicrotisme et dans l'athérome
où le dicrotisme disparaît par perte de l'élasticité artérielle.

M. Lépine, reprenant l'idée déjà émise par Duroziez

attribue le double souffle à la dilatation de l'aorte et effectivement on l'y rencontre quelquefois ; on l'a vu sans insuffisance chez des sujets âgés dont les parois artérielles athéromateuses étaient devenues plus épaisses, plus résistantes, moins élastiques et plutôt avec une dilatation de l'aorte et des gros vaisseaux.

Nous ferons observer cependant que l'on trouve fréquemment des cas de dilatation aortique avec un certain degré d'athérome non accompagnés de ce symptôme qui existe d'ailleurs aussi bien dans l'insuffisance de cause athéromateuse que dans l'insuffisance par endocardite.

Enfin, revenant sur son idée première, M. Potain explique le double souffle par des inégalités de pression que produirait le stéthoscope ; il y a en effet exagération de la pression en deçà de l'instrument et diminution au delà.

Avec Franck, il croit que ce bruit n'est plus perceptible quand le ventricule gauche, dilaté ou dégénéré, ne peut déterminer, entre les deux segments artériels séparés par le stéthoscope, une différence de pression suffisante pour engendrer un reflux capable de produire le souffle.

Il y aurait donc toujours, d'après ces auteurs, un reflux local du sang, se passant sous le stéthoscope et traduisant une systole brusque du cœur.

Il semble déjà que le rôle mécanique de la pression causée par l'instrument ressorte plus évident que dans les théories qui ont précédé.

Quant à l'énergie cardiaque nécessaire à la production du phénomène, elle paraît, comme toujours, ne faire aucun doute pour personne.

Aussi, nous appuyant sur cette remarque faite par tous les auteurs et par nous-même, à savoir que même pour l'insuffisance aortique, où il est considéré comme pathognomonique, le double souffle crural n'allait jamais sans une énergique contraction du cœur, nous avons eu l'idée d'en étudier l'origine.

Sous ce rapport, après avoir examiné avec soin un grand nombre de malades, analysé les conditions de production de ce signe, nous avons cru devoir nous ranger à la nouvelle théorie émise par MM. Tripier et Devic dont nous allons donner quelques extraits :

« Lorsque avec un stéthoscope rigide on ausculte l'artère crurale, on voit que le double souffle résulte de la succession de deux phénomènes absolument constants : 1° une pression suffisante sur l'artère pour la production d'un souffle systolique avec soulèvement exagéré concomitant du stéthoscope et de la tête de l'observateur ; 2° l'abaissement consécutif de la tête et du stéthoscope retombant immédiatement sur le vaisseau au point de le comprimer à nouveau d'une manière suffisante pour produire le deuxième souffle.

Lorsque l'auscultation permet d'entendre le double souffle, on a parfaitement conscience de la succession de ces deux phénomènes sans lesquels il ne saurait être produit.

Il ne suffit pas, en effet, dans l'insuffisance aortique, de produire le premier souffle qui ne manque jamais, pour avoir le deuxième dont les conditions de production sont plus difficiles à réaliser.

Si l'on ne presse que faiblement sur l'artère, on n'obtient qu'un souffle systolique ; il en est de même si la pression est trop forte et si l'on ne laisse au stéthoscope et à la tête une certaine mobilité.

Il faut que la pression soit suffisante et qu'elle soit exercée de telle manière que le choc systolique, en produisant le souffle, soulève le stéthoscope et la tête au degré nécessaire pour qu'ils retombent ensuite sur le vaisseau avec une certaine souplesse, c'est-à-dire juste pour le comprimer suffisamment à nouveau et donner lieu au deuxième souffle.

« Ce double mouvement de l'instrument et de la tête est indispensable pour la production du double souffle, car si le stéthoscope est immobilisé sur le vaisseau par la tête de l'observateur ou par une fixation solide préalable, le deuxième souffle ne se produit jamais. »

Nous en avons fait l'expérience pour chacun de nos malades observés chez la plupart desquels, cependant, ce signe était très nettement perceptible.

Dans l'insuffisance aortique elle-même, où le symptôme est si facile à obtenir, il faut, pour que la deuxième partie du souffle se produise, comprimer l'artère dans une juste mesure, assez mais pas trop : c'est une affaire de tâtonnement.

Le mieux est de tenir le stéthoscope perpendiculaire et d'exercer une compression graduelle en laissant à la tête toute la liberté de ses mouvements ; on doit en quelque sorte la laisser reposer sur le pavillon de l'appareil qui pourra dès lors librement s'élever et retomber en-suite.

On peut également obtenir plus facilement le double souffle en comprimant d'abord fortement l'artère et en décomprimant ensuite peu à peu.

Nous avons dit déjà que ce moyen ne permettait pas, autant que le premier, d'éviter les causes d'erreur produites par le souffle veineux fémoral que l'on perçoit mieux avec la décompression. D'une façon générale, il sera donc préférablede comprimer progressivement l'artère fémorale.

« Quand on emploie le stéthoscope flexible, il est possible de réaliser de la même manière le double souffle; il suffit, pour cela, d'exercer avec la main une pression convenable pour avoir le double mouvement précédemment indiqué, qu'on peut répéter aussi longtemps qu'on le désire, pourvu que le même rythme dans le mode de pression de l'artère soit suivi. »

Il faut reconnaître cependant que ce procédé est moins sûr que celui qui consiste à employer le stéthoscope rigide, car il est plus difficile de réaliser avec une pression de la main, ce qui se fait naturellement par le poids même de la tête de l'observateur, si on a soin de lui laisser toute sa mobilité.

« Il est donc probable que si Constantin Paul n'a pas trouvé le double souffle avec un stéthoscope flexible, c'est qu'il n'a pas donné à la main le mouvement nécessaire à la production de ce bruit. »

Ajoutons qu'il est facile d'amplifier le double souffle que l'on a dans certains cas assez de peine à percevoir.

Il suffit pour cela d'exercer une forte pression sur l'artère crurale, de telle sorte que le phénomène soit rendu plus évident au-dessus du point comprimé. C'est le procédé indiqué par M. Lannois dans le *Lyon médical*, 1897. De même, en comprimant l'artère radiale au-dessous du sphygmographe, on peut avoir une ligne d'ascension doublée.

M. Chatin augmente d'une façon très nette le double souffle par l'application de la bande d'Esmarch serrée modérément et placée sur le membre inférieur depuis les pieds jusqu'à la région moyenne de la cuisse.

Il constate que l'application de la bande de caoutchouc produit le double souffle d'une façon presque constante chez tous les sujets ; pour lui, cette bande agit par constriction, en transformant en parois rigides les parois vasculaires élastiques, créant ainsi des conditions assez analogues à celles déjà créées par l'athérome chez le vieillard.

Aussi fait-il bien observer que ce phénomène s'est produit avec une netteté toute particulière chez les athéromateux.

Quelquefois aussi il est utile, pour arriver au même résultat, de comprimer l'artère avec le bord du stéthoscope le plus rapproché du cœur, ce moyen nous a servi dans certains cas, mais généralement la compression perpendiculaire et graduelle sans compression ni bande élastique au-dessous de l'artère nous a pleinement suffi.

Quoi qu'il en soit, si la compression est trop faible, on n'obtient pas le double souffle ; il en est de même si la pression exercée est trop forte, car dans ce dernier cas, les parois du vaisseau qui doivent présenter une certaine résistance seraient affaissées.

Nous croyons donc que chaque partie du double souffle intermittent crural est due à une pression de l'instrument ayant lieu : la première, au moment de la systole ventriculaire ; la deuxième, au début de la systole artérielle.

L'impulsion systolique est suffisante pour donner toujours lieu à un premier souffle, mais, pour obtenir le second, il faut que l'effet de la systole artérielle soit assez prononcé, en supposant toutefois une pression convenable du stéthoscope.

Tel est pour nous le mécanisme du double souffle.

Cette théorie semble d'ailleurs convenir aussi bien à l'athérome artériel qu'à l'insuffisance aortique.

Si dans cette dernière il y avait réellement reflux, ce symptôme aurait une origine différente de celui observé dans l'athérome où il n'y a pas d'ondée rétrograde.

Mais les expériences de Toussaint et Colrat ayant montré, comme nous l'avons vu au cours de ce chapitre, qu'il n'y avait jamais retour de la colonne sanguine en arrière, il semble que le mécanisme que nous avons donné du signe de Duroziez se rapporte aussi bien à l'insuffisance aortique qu'à l'athérome et que ce phénomène, observé toujours dans des cas semblables, demande une explication identique.

Remarquons, avant de terminer, que le double souffle existe ordinairement quand on constate à l'auscultation de la fémorale le double bruit de Traube ou « doppel-ton » des Anglais. Ce bruit semble dû à l'expansion brusque des tuniques artérielles, suivie d'une descente également brusque au moment de la défaillance de l'ondée sanguine.

Potain et Rendu prétendent que le « doppel-ton » ou bruit de choc, qu'on entend sur l'artère crurale quand on l'ausculte sans la comprimer, est le même phénomène que celui de Duroziez mais ausculté sans compression de l'artère. « Il l'est si bien, disent-ils qu'il suffit d'exercer une pression un peu plus forte pour faire apparaître le double souffle à la place du double bruit et pour les transformer ainsi l'un dans l'autre. »

Nous croyons, au contraire, que si ces deux signes existent parfois, c'est parce que les conditions nécessaires à leur production se trouvent réalisées, mais non parce que les deux bruits traduiraient le même phénomène perçu par l'auscultation avec ou sans compression de l'artère.

Ce sont deux phénomènes absolument distincts, ne se produisant pas au même moment : le petit bruit du signe de Traube précède en effet la systole ventriculaire tandis que celui du souffle de Duroziez la suit.

Comme l'ont fait remarquer MM. Tripier et Devic, nous devons ajouter que si l'on trouve quelquefois ces deux symptômes sur le même malade, il est fréquent de rencontrer le double souffle sans bruit de Traube, tandis qu'il est exceptionnel de rencontrer ce dernier sans celui de Duroziez.

CHAPITRE IV

Observations.

Voici maintenant les observations de plusieurs malades athéromateux et ne présentant aucun signe d'affection cardiaque. Nous avons choisi parmi nos nombreux malades observés les cas les plus typiques, et pour chacun d'eux, nous avons eu la même sensation.

Il nous a toujours semblé que la deuxième partie du souffle intermittent crural était due au poids de la tête retombant sur l'artère après avoir été soulevée énergiquement par la systole artérielle.

Il nous a suffi, pour cela, d'exercer une pression convenable, variant il est vrai pour chaque malade, mais que l'habitude fait trouver assez vite.

Nos tracés sphygmographiques sont pleinement d'accord avec la nouvelle explication que nous avons donnée du double souffle et cadrent entièrement avec cette théorie. Si nous avons trouvé si souvent le double souffle chez les athéromateux, c'est que les vieillards ont généralement une grande amplitude du pouls vu l'hypertrophie ventriculaire et le gros volume des artères, conditions essentiellement favorables à la production du phénomène que nous avons étudié.

Observation II (personnelle).

J. A..., soixante-douze ans; cystite calculeuse, athérome artériel.

Pouls bondissant ; aucun signe à l'auscultation du cœur dont la matité ne révèle pas des dimensions anormales ; pas d'albumine; double souffle crural de Duroziez. Ce symptôme disparaît à la suite de la lithotritie ; à ce moment le cœur est plus faible, le pouls moins énergique, la température s'élève cependant à 38°2.

Potion de Todd.

Trois jours après, amélioration, le pouls qui était resté régulier est maintenant moins rapide et plus fort, 72 au lieu de 90.

Le double souffle est de nouveau perceptible.

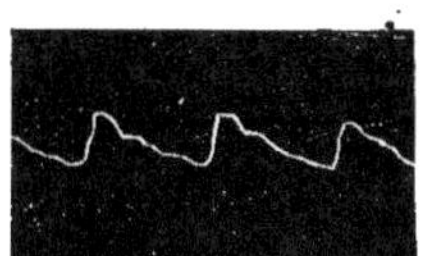

Observation III (id.).

B. F..., soixante-seize ans ; ulcère variqueux.

Pas d'alcoolisme ni de syphilis; santé générale excellente.

Pas d'albumine; cercle sénile ; temporale et radiale dures.

Cœur avec pointe dans le sixième espace, sans souffle avec bruits fortement claqués; 70 pulsations; pas d'irrégularités.

A l'auscultation de la fémorale, double souffle facile
à obtenir.

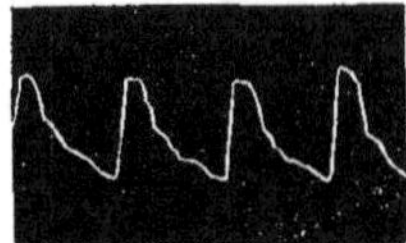

OBSERVATION IV (id.).

J. E..., soixante-trois ans ; alcoolisme et *délirium
tremens.*

Cercle sénile très apparent ; temporale flexueuse ; pouls
bondissnt, = 74.

Rien au cœur, qui semble aussi normal comme dimensions ; léger nuage d'albumine qui disparaît après la crise
de *delirium tremens.*

Double souffle crural.

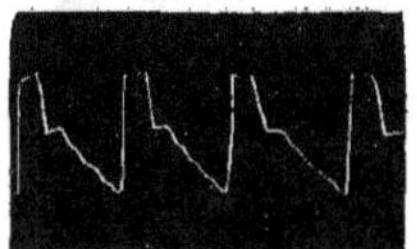

OBSERVATION V (id.).

G. E. ., soixante et onze ans ; ramollissement cérébral ;
pas d'alcoolisme, de rhumatisme, ni de syphilis ; arc sénile
peu accentué.

Cœur normal, sans souffle, avec deuxième bruit énergiquement frappé ; radiale en tuyau de pipe ; pouls = 72.

Pas d'albumine.

Sur la fémorale on obtient le double souffle qui devient très net en comprimant l'artère avec le bout du sthétoscope le plus rapproché du cœur.

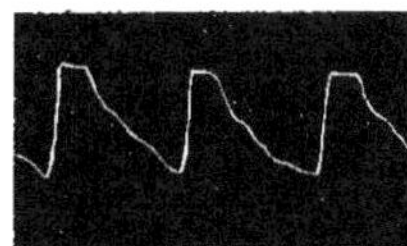

OBSERVATION VI

M. S..., quatre-vingt-quatre ans; pneumonie; athérome artériel.

Pas de maladies antérieures.

Gérontotoxon très net; cœur énergique sans bruit anormal; artères dures flexueuses; pouls brusque, 70 pulsations; pas d'albumine dans les urines.

Double souffle intermittent crural.

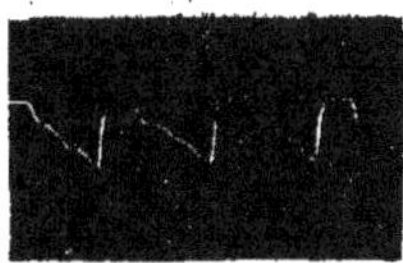

OBSERVATION VII

E. G..., soixante et un ans; ramollissement cérébral par thrombose.

Alcoolisme probable; pas de rhumatisme.

Cœur un peu hypertrophié; mais ne laissant percevoir

aucun souffle; pouls 74; pas d'albumine; artères radiales très dures.

La main placée sur la fémorale sent un choc systolique très énergique.

A l'auscultation, double souffle de Duroziez.

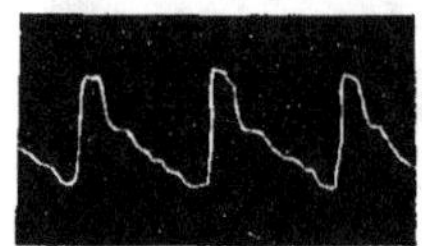

Observation VIII

S., F., soixante-dix ans, contusion de la jambe.

Cercle sénile très large, le cœur semble un peu hypertrophié.

Pas de souffle, pas d'irrégularités. Pouls bondissant $= 68$; radiale très dure.

Souffle crural évident.

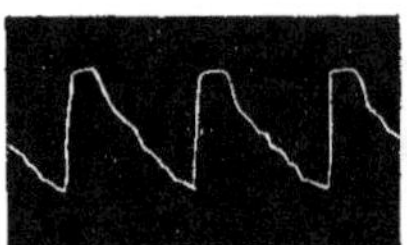

Observation IX (thèse de Fohanno).

B..., soixante-dix-neuf ans, vieillard bien constitué, entre à l'infirmerie de la Charité pour diarrhée légère; le cœur paraît normal, les bruits sont bien frappés.

A l'auscultation de la fémorale, double souffle manifeste;

à l'autopsie, cœur volumineux (400 grammes) valvules
aortiques parfaitement suffisantes.

OBSERVATION X (id.).

X..., soixante-quinze ans, bronchite chronique.
Double souffle fémoral.

A l'autopsie : cœur hypertrophié = 500 grammes, pas
d'athérome, parois vasculaires un peu épaissies, pas d'al-
térations de l'endocarde, valvules suffisantes.

OBSERVATION XI (personnelle).

M. M..., soixante-quatorze ans, emphysème.
Pas de maladies antérieures.
Pas d'albumine.
Cercle sénile accentué.
Cœur normal, sans souffle, assez faible malgré des
bruits bien frappés.

Artère radiale dure, pouls petit = 76; on ne peut
obtenir le double souffle.

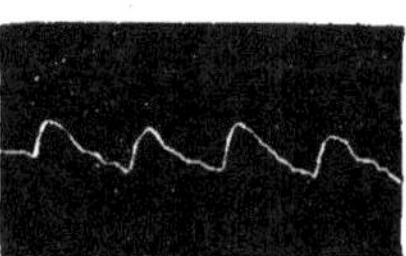

OBSERVATION XII (id.).

A., D..., soixante-cinq ans, douleurs rhumatoïdes.
Pas d'albumine; cœur sans souffle anormal, avec
deuxième bruit très fortement claqué.

Arc sénile ; artères dures; pouls assez faible = 72.
Pas de double souffle sur la fémorale.

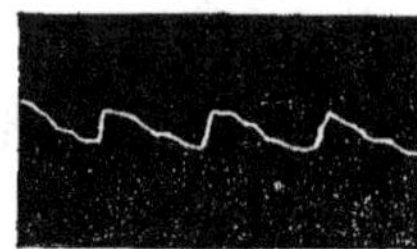

OBSERVATION XIII

B. C..., pleurésie, soixante-quatorze ans.

Malade nettement athéromateux; large cercle sénile; pas d'albumine.

Cœur normal, bruits secs, pas de souffle ni de lésions valvulaires; pouls petit, bref = 74.

Pas de double souffle à l'auscultation de la fémorale.

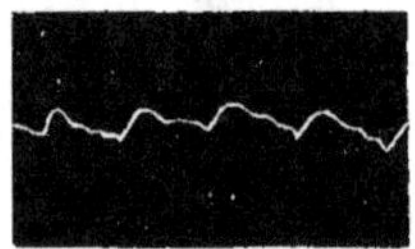

OBSERVATION XIV

F. J..., soixante-deux ans ; ulcère variqueux.

Bon état général; cercle péricornéen peu apparent, artères dures, sineuses.

Cœur de dimensions normales, sans aucun souffle; deuxième bruit claqué; pouls assez faible = 78.

Pas d'albumine.

On n'observe pas le double souffle crural.

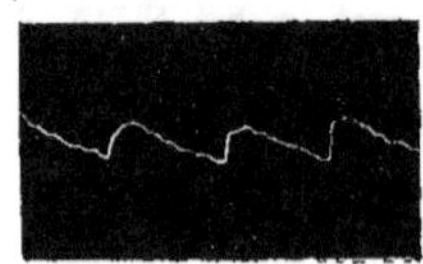

CONCLUSIONS

1° La plupart des auteurs ont signalé le double souffle
de Duroziez en dehors de l'insuffisance aortique, dans un
certain nombre de maladies telles que l'athérome, la
fièvre typhoïde, le rhumatisme articulaire aigu, la chlorose, le saturnisme.

Cherchant de nouveau à contrôler ces assertions, nous
n'avons pu le trouver que dans l'athérome artériel.

2° Le bruit produit en dehors de l'insuffisance aortique
et de l'athérome est un bruit veineux continu venant
s'ajouter au bruit systolique artériel.

3° Dans l'athérome on ne l'observe que lorsque le cœur
présente une énergie contractile suffisante pour le produire, de même qu'il ne se trouve dans l'insuffisance
aortique que lorsque l'énergie du cœur est assez forte.

4° Nos conclusions relatives à l'observation de nombreux malades sont en rapport avec les faits signalés par MM. Tripier et Devic, et il nous a paru que la théorie proposée par eux était celle qui cadrait le mieux avec les cas observés.

INDEX BIBLIOGRAPHIQUE

Duroziez, *Archives générales de médecine*, 1861.
Marey, *Du dicrotisme*, 1863.
Sevestre, *Bulletin de Société anatomique*, 1872.
Toussaint et Colrat, *Gazette hebdomadaire*, 1874.
Winternitz, *Deutsche Arch. f. klin. Med.*, 1878.
Matterstock, *Revue des sciences médic.*, 1879.
Potain et Franck, *Archives de physiologie*, 1889.
Fohanno, thèse de Lyon, 1892.
Lannois, *Lyon médical*, 1894.
Leroy, thèse de Paris, 1894.
Hochlaus, *Wirchow's Archiv.*, Bd. CXI.
Chatin, *Presse médicale*, 1897.
Tripier et Devic, *Traité de pathologie de Bouchard. Séméio-
    logie du cœur et des vaisseaux*, 1897.
Girard, thèse de Paris, 1897.

Lyon. — Imp. PITRAT AÎNÉ, A. REY Succ., 4, rue Gentil. — 10405